Der Text «Von Mäusen und Menschen» ist eine Rede, die Mariella Mehr anlässlich der Verleihung der Ehrendoktorwürde der Philosophisch-historischen Fakultät Basel gehalten hat am Historischen Seminar der Universität Basel am 27. November 1998.

Sie erzählt von ihren Gutachtern, einem, der nur so lange Schach mit ihr spielte, wie er gewann, oder einem, der seine Doktorarbeit abgeschrieben hatte. Sie erzählt von ihren Akten, die noch immer herumgereicht werden, auch privat, und sie fragt, was mit diesen Akten geschehen wird, wenn die Menschenverachtung mal wieder Oberhand gewinnt. Und sie appelliert an die Wissenschaft, Verantwortung zu übernehmen für ihre Begriffe, mit denen sie Menschen bezeichnet und zeichnet fürs Leben.

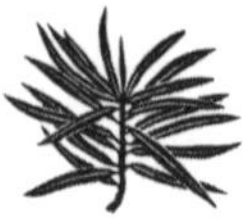

MARIELLA MEHR

VON MÄUSEN UND MENSCHEN

Über Wissenschaft, Gutachter und ihre Akten

Mit einem Nachwort von Thomas Emmenegger

Limmat Verlag
Zürich

VON MÄUSEN UND MENSCHEN

Sehr geehrte Damen und Herren

Ich begrüsse Sie alle recht herzlich und danke Ihnen, Herr Professor Haumann, für Ihre Einladung.

Erlauben Sie mir vorerst, mich mit den Worten Angehöriger einer anderen akademischen Fachrichtung vorzustellen.

Vor Ihnen steht eine «verstimmbare, haltlose, geltungsbedürftige und moralisch schwachsinnige Psychopathin mit neurotischen Zügen und einem starken Hang zur Selbstüberschätzung, was ihr Wunsch, Schriftstellerin zu werden, beweist. In Erwägung ihrer hereditären Belastung – die Probandin gehört zur dritten Generation einer degenerierten Vagantenfamilie – kann eine dauernde Einweisung in eine Psychiatrische Klinik nicht ausgeschlossen werden» («Gemeinsame», 1964[1]).

Hier steh ich nun und kann nicht anders. Als Person bin ich, wenn Sie so wollen, eingeladen worden: Leicht verstimmbar, wenn ich solche Ungeheuerlichkeiten wieder lesen muss, haltlos in meinem Zorn und meiner Trauer darüber, impulsiv im steten Bemühen, mich selbst von der Unhaltbarkeit dieser Diagnose zu überzeugen, anmassend im Glauben, dass die Zeit Wunden heilt, und hereditär, mit der Verwundbarkeit meiner Vorfahren belastet also, da schon diese allen Grund hatten, sich vor solchen Werturteilen und deren Konsequenzen zu fürchten.

Immerhin, Schriftstellerin bin ich geworden, eine, die sich, so gut es eben geht, den Verachteten, Ungeliebten, den Belächelten verschrieben hat, jenen Seiltänzern wie ich, die es, je nach Erfahrung und Schicksal, oft bis in den Wahnsinn verschlägt, und Wahnsinn steht am Ende fast jeder dieser Wege, so wie an deren Anfang nur allzu oft eine Diagnose steht, die sich buchstäblich selbst vorantreibt und sich, mit etwas praktischer Nachhilfe, in die Seele eines Menschen einmeisselt, bis dieser daran zerbricht.

Ja, was geht das Sie an, könnten Sie mich nun fragen. Viel, meine ich, und bitte Sie deshalb, mich für einen Augenblick in den Hörsaal der Kantonalen Heilanstalt St. Urban zu begleiten und sich dort unter das medizinische Pflegepersonal zu mischen, welches diesen Vortrag bereits einmal gehört hat. Sie sind hier Universitätsstudent:innen. Der Bedeutung des Wortes folgend und damit dem Anspruch, allumfassend, universal ausgebildet zu werden, dürfte Ihnen dieser

Schritt nicht schwerfallen. Schliesslich werden Sie sehen, dass der Weg in Ihren Hörsaal und in Ihr Studienfach zurückführt.

Meine Damen und Herren, die Verfasser solcher und ähnlicher «Diagnosen» sind öffentliche Personen. Sie lehrten und sie lehren noch immer. Ich nehme mir deshalb die Freiheit, sie etwas genauer zu beschreiben.

Der Eine zitierte mich wöchentlich in sein Büro, um meine Intelligenz zu testen, beziehungsweise meine hereditär bedingte Minderwertigkeit zu beweisen. Unter seinen Anweisungen lernte ich Schach spielen. Als ich endlich, nach Wochen, einmal gewann und mich darüber freute, fegte er die Figuren vom Tisch und hiess mich, ausser sich vor Zorn, sein Büro zu verlassen. Es war übrigens das einzige Mal in meinem ganzen Leben, dass ich ein Schachspiel gewann. Selbst mein Sohn beherrschte das Spiel mit neun Jahren besser, als ich es je tat.

Derselbe Arzt, nennen wir ihn Dr. Ackersegen, neigte dazu, seine Angestellten öffentlich mit unhaltbaren Anschuldigungen zu diffamieren, wenn, was wir alle jeweils wussten, der Haussegen in seinen eigenen vier Wänden schiefhing und er sich anderswo austoben musste.

Dr. Ackersegen hatte aber noch andere bizarre Eigenheiten. Seine Visiten waren bei den Patient:innen gefürchtet. Er verteilte je nach Gemütslage Lob und Tadel, was für die einen, die ihm aus Selbsterhaltungsgründen Honig ums Maul zu streichen wussten, ohne ersichtlichen Grund eine Vergünstigung im Anstaltsleben, Ausgang zum Beispiel, bedeutete, für die andern jedoch, und dies waren meist solche, die von Heimweh sprachen und den Wunsch äusserten, entlassen zu werden, eine höhere Dosis Medikamente und Schlimmeres. Seine Väterlichkeit gegenüber Patient:innen, die, durch Medikamente ruhiggestellt, nur mehr dahinvegetierten statt zu leben, kannte keine Grenzen. Wehe jedoch all denen, die sich anmassten, ihr Befinden selbst beurteilen zu wollen. Ihnen bot der Meister mit der Behauptung Paroli, er allein könne beurteilen, in welchem Zustand der Krankheit sie sich befänden und was für sie das Beste sei.

Kranke, wenn es sich nicht um reiche Privatpatient:-innen handelte, wurden vom Meister grundsätzlich geduzt, vor allem Jenische, deren Minderwertigkeit er in medizinischen Zeitschriften mit Feststellungen wie folgender behauptete: «Man erkennt sie auf den ersten Blick an ihrem auffällig wiegenden Gang» (Zitat, 1976). Dazu ist anzumerken, dass Dr. Ackersegen Jenische nur aus seiner Klinik kannte und sich seine Beobachtungen auf ihr Auf und Ab in den endlosen Korridoren jener Anstalt beschränkten, auf eine Gangart, die von Menge und Wirkung ihrer jeweiligen Medikamente, also von ihm selbst, bestimmt wurde.

Mit etwas Böswilligkeit liesse sich über Dr. Ackersegen folgende Diagnose stellen: «Verstimmbarer, haltloser, impulsiver, geltungsbedürftiger Psychopath mit neurotischen Zügen und einem starken Hang zur Selbstüberschätzung. Eine weitere Tätigkeit als Direktor der Klinik kann nicht mehr verantwortet werden. Status nach zwanzig Jahren Kliniktätigkeit.»

Vom Mitverfasser oben genannter «Gemeinsamen» sei hier nur ein Aspekt erwähnt. Er war ein erklärter Antisemit trotz jüdischer Abstammung, und jenische Frauen galten in seinen Gutachten allesamt als verwerfliche, degenerierte Huren, wenn sie vor der bürgerlichen Heirat schwanger wurden. Dies, obwohl er wusste, dass in jenischen Kreisen eine Heirat als vollzogen galt, wenn sich zwei zusammentaten, diese Verbindung von den Sippenältesten akzeptiert wurde und sie Kinder zeugten. Die bürgerliche Heirat vollzog man lediglich als eine Konzession an das jeweilige Gastland, was allerdings die Gastländer bis heute nicht daran hindert, diese von den Jenischen ihren eigenen Gesetzen gemäss legal Geborenen in ihren Bürgerrodeln als Uneheliche einzutragen und der Schande auszusetzen. Vielleicht gelingt es Ihnen, nachzuvollziehen, was das für die Betroffenen vor noch nicht langer Zeit im Falle einer Einweisung in eine psychiatrische Klinik bedeutete, da selbst ihre Geburt als ein Beweis ihrer Minderwertigkeit galt und ihre Herkunft als die Krankheit bezeichnet wurde, von der man sie zu heilen gedachte.

Meine Damen und Herren. Wenn ein Mensch seine jüdische Herkunft derart verdrängen muss und ihn sein Selbsthass zum Antisemiten macht, der folgerichtig auch andern das Recht auf die Ausübung ihrer familiären und kulturellen Traditionen abspricht, darf doch allen Ernstes von einer pathologischen Grundstruktur geredet werden, die der Behandlung bedarf. Besagter Arzt litt zudem an einem ausgeprägten Waschzwang.

Es ist mir bewusst, dass ich mir etwas anmasse, was in der heutigen Gesellschaft nur Ärzten zusteht. Ich habe eine Diagnose gestellt und zwei der namhaftesten schweizerischen Anstaltsärzte der Psychopathie bezichtigt und behaupte auch noch, dass ihre Therapie für einige ihrer Patient:innen tödlich endete, ihnen selbst aber bis in den Ruhestand Ehre und Wohlstand sicherte.

Ich habe mich ihrer eigenen Fachsprache bedient, nicht um die beiden zu diffamieren, sondern um aufzudecken, dass diese Sprache selbst eine pathologische ist, die sowohl den beiden Psychiatern als auch ihren ehemaligen Patient:innen nie gerecht werden konnte und es auch heute nicht kann. Dr. Ackersegen, ein alter, geistig gebrochener Mann, lebt nun seinen lang unterdrückten Hang zum Exhibitionismus aus, indem er auf seinem Grundstück nicht nacht-, sondern nacktwandelt, ohne sich um die Gefühle seiner bäuerlichen Nachbarn zu kümmern.

Andere Beispiele wären beizufügen. Ein Psychiater und Nachfolger Ackersegens, der nicht sesshafte Jenische der Psychopathie beschuldigte, weil er gehbehindert ist und dieses Defizit mit einer beispiellosen Hetzkampagne gegen fahrende Jenische kompensierte. Der meine Sippe in seiner Doktorarbeit wider besseres Wissen verleumdete und sie so zerstörte. Der Verleger dieses rassistischen Machwerks wurde von der Universität Basel gleich zweimal mit der Doktorwürde ausgezeichnet.

Ein anderer, der den sogenannten Wandertrieb als eine Form der Epilepsie beschrieb, war selbst Epileptiker. Sie alle hatten Vorbilder und Vorgänger, deren psychiatrische Forschungen zum Mord an Hunderttausenden von Roma, Sinti, Jenischen und andern, sogenannten psychisch Auffälligen führten. Diese Vorgänger sind in den Quellennachweisen, die jeder angeblich wissenschaftlichen Arbeit folgen, namentlich vermerkt, ohne dass je einer ihrer Kolleg:innen das Wort dagegen erhoben hätte. Bis heute nicht. Sie haben sich zu Apologeten einer Denkart gemacht, welche die Menschheit in zwei Kategorien einteilt, in Wertvolle, in der Produktion Brauchbare, und Minderwertige, Unproduktive. Sie sind durch ihr Schweigen und Abschreiben abstruser, angeblich wissenschaftlicher Erkenntnisse zu Mitschuldigen geworden. Möglicherweise, ohne es zu wissen. Aber Unwissen schützt nicht vor einer gewissen Mitschuld, da dieses Unwissen beim heutigen, freien Zugriff auf alles Geschriebene nur als Folge einer grenzenlosen

Gleichgültigkeit gewichtet werden kann. Selbst den Jüngsten unter Ihnen dürfte inzwischen der Pro-Juventute-Skandal «Kinder der Landstrasse» und die fruchtbare/furchtbare Zusammenarbeit der Verantwortlichen mit den auf Eugenik und Rassenhygiene versessenen, vom gesunden Volkskörper träumenden Psychiatern bekannt sein. Der Skandal wurde immerhin erst 1973 aufgedeckt und ist bis heute im Gespräch geblieben.

Der erwähnte Nachfolger Dr. Ackersegens hatte es übrigens erst nach dem zweiten Anlauf geschafft, zu Doktorehren zu gelangen. Während seine Doktorarbeit im ersten Anlauf, 1957, von der Medizinischen Fakultät Bern noch als schludrige, rassistische und wissenschaftlich wertlose Arbeit abgelehnt wurde, überwand sie 1968 alle moralischen Hürden, zerstörte damit noch den Rest meiner Sippe und setzte mich selber einer Hexenjagd aus, an der ich beinahe zerbrach. Bis jetzt ist mir keine psychiatrische Anstalt bekannt, die dieses unwürdige Machwerk aus ihren Buchregalen verbannt hätte.

Ich habe mir angemasst, Dr. Ackersegen eine psychiatrische Diagnose zu stellen. Das spricht für meine geltungsbedürftige, neurotische und haltlose Selbstüberschätzung und natürlich für meine hereditäre Belastung, denn es hätte ja sein können, wäre man ihnen nicht mit lebensgefährlichen Elektroschocks und ebensolchen Insulin- und Schlafkuren übers Maul gefahren, dass auch meine Vorfahren zu demselben Schluss hätten kommen können. Was wäre aus mir geworden, wenn ich die damalige Diagnose konsequent verinnerlicht hätte? Sicher nicht eine, die Sie heute davor warnt, sich durch Gleichgültigkeit am Elend unserer Vorfahren und der kommenden Generationen mitschuldig zu machen, indem Sie diese Akten den Betroffenen immer noch vorenthalten, sie aber gleichzeitig benutzen, um Nachkommen der Pro-Juventute-Opfer, die Ihrer Hilfe bedürfen, in ein Schema zu pressen, das ihnen keine Heilung verspricht, im Gegenteil, sie einmal mehr der Menschenwürde beraubt. Ich wäre nicht eine geworden, mutig genug, Sie heute aus Anlass dieser Veranstaltung zu bitten, diese Akten, so sie den Betroffenen nicht mehr zugestellt werden können, zu vernichten, um den Nachkommen die Angst vor ihnen und ihren Verwaltern zu nehmen. Dass keiner von Ihnen sich das Recht herausnehmen darf, sich durch Gleichgültigkeit für unser Elend und das unserer Nachkommen schuldig zu machen, wie Ackersegen und Konsorten, die mein Leben beinahe und das Leben der meisten meiner Sippe ruinierten. Für diesen Anlass zumindest hat es sich gelohnt, impulsiv, verstimmbar und geltungsbedürftig, neurotisch wie fast alle in der heutigen Gesellschaft, auch weisse Götter, und mit dem mich selbst überschätzenden Hang, Schriftstellerin zu werden, gross geworden zu sein und dafür zu kämpfen, dass Sie nicht in die

Fussstapfen eines Ackersegens und seiner Abschreiber treten sollen.

Meine Damen und Herren, noch sind wir nicht am Ende dieser Geschichte. Es sind keine vier Jahre vergangen, erfuhr ich von privater Seite, genauer, von der Ehefrau eines Psychiaters, dass mit meinen Akten in der Klinik N hausiert wurde, ja, dass sie auch ausser Haus von Hand zu Hand gingen, weil ich mich mit dem Nachfolger meines Schachlehrers angelegt hatte und ihm seinen Doktortitel absprechen lassen wollte. Ich warf ihm vor, das Thema seiner Dissertation nachweislich nicht recherchiert und seine Ausführungen aus der Diplomarbeit einer angehenden Sozialarbeiterin, die sich von der Pro Juventute mit Akten Jenischer versorgen liess, abgeschrieben zu haben. Ausserdem führte ich an, dass in der beanstandeten Dissertation abstruse Lügen über meine Sippe verbreitet wurden und sie nach heutigen Massstäben als ein rassistisches und menschenverachtendes Machwerk im Sinne der NS-Ideologie betrachtet werden müsse. Sie werden es nicht glauben, die Universität gab mir in der Sache recht, bedauerte allerdings, meinem Wunsch nicht nachkommen zu können, da eine Aberkennung eines Doktortitels auch bei gravierenden Unkorrektheiten angeblich ausserhalb ihrer Handlungsmöglichkeiten liege.

Um dem illegalen Austausch von Psychiatrieakten, wobei ich zu Recht annahm, dass man sich nicht nur der meinigen bediente, um sich angeblich weiterzubilden oder schlicht zu amüsieren, einen Riegel vorzuschieben, bat ich den Nachfolger des Nachfolgers von Dr. Ackersegen um ein Gespräch. Vor mir sass ein junger Mann mit einer auffälligen Sonnenbrille, offensichtlich ein Designermodell, das ihm schlecht zu Gesicht stand, aber seine Augen erfolgreich versteckte. Seine Kleidung verriet eine Eitelkeit, die ich im Allgemeinen an Männern mag, bunt und unkonventionell. Nur passte dieser Anzug so gar nicht zu der einstudierten, herablassenden Mimik und den gelegentlichen Zornesfalten, die den unreifen und verunsicherten Jungen verrieten, der er war.

Ich verabredete mich mit diesem jüngsten Vertreter der Anstaltsdirektorendynastie in einem Restaurant mit der Bemerkung, dass ich kein persönliches Problem mit ihm zu besprechen beabsichtige, ich ihn also nicht als Arzt konsultieren, sondern als möglichen Verbündeten in Sachen Umgang mit Psychiatrieakten gewinnen wolle. Immerhin wurde den Jenischen im Zug der sogenannten Wiedergutmachungsbemühungen der Schäden, die uns durch den geplanten Genozid der Pro Juventute zugefügt wurden, Einsicht in unsere Psychiatrieakten und deren Vernichtung versprochen. Was lag näher, als sich einen der Vertreter jener Klasse, die als Schreibtischtäter zu verantworten haben, was uns angetan wurde, zum Verbündeten zu wünschen. Es hätte ja sein können, dass sich endlich einmal einer Ihres Berufsstandes für die Untaten seiner Vorgänger zu schämen beginnt und gewillt wäre, sein Scherflein zur Wiederherstellung der Menschenwürde einer ganzen Volksgruppe beizusteuern.

Meine Damen und Herren. Mein Traum von einem Verbündeten war in dem Moment ausgeträumt, als er mir auf meine Frage herablassend bestätigte, erst einmal meine Psychiatrieakte und die meiner Sippe studiert zu haben, ehe er sich auf den Weg zu unserem Treffpunkt machte. Auf meinen Einwand, dass das illegal sei, hatte er nur ein Achselzucken und die Bemerkung bereit, dass er sich immerhin die Mühe gemacht habe, sich mit mir zu treffen. Geradeso, als hätte ich ihm dafür auf Knien zu danken, ihm, der sich auf meine Kosten rechtswidrig betätigt hatte. Ein Mensch meiner Herkunft fände auf ein solches Verhalten einen Vermerk in seinen Akten, der ihn für sein Leben zeichnete, nämlich den Hinweis auf eine kriminelle Veranlagung, Uneinsichtigkeit und Gefühlsverrohung.

Dieser Gefühlsverrohung hatte oben genannter Proband wenige Monate später noch einmal Gelegenheit, Ausdruck zu verleihen. Es war nach einer Autorinnenlesung in einer Volksbibliothek. Ich las aus meinem Psychiatrieroman «Zeus oder der Zwillingston». Die Lesung war gut besucht, das Echo zufriedenstellend, ich signierte Bücher, die von den Anwesenden erstanden wurden. Unser Freund konnte sich zu keinem Kauf entschliessen und bemerkte gegenüber dem Veranstalter, dass ihm dies seine Stellung als Chef der Klinik W verbiete. Statt eines Bücherkaufs schlich er sich durch die angeregt plaudernde Menge an mich heran und sagte mir, über meine Schulter gebeugt, ins Ohr, er wisse, dass mein Sohn drogensüchtig sei und ich mich wohl besser über die Degeneration meiner Sippe statt über unbescholtenes Klinikpersonal ausgelassen hätte.

Wenn das nicht von einer tiefgreifenden Verrohung zeugt, weiss ich nicht, was denn Verrohung eigentlich bedeutet. Er wusste, dass er mich damit am meisten verletzen konnte. Mein Sohn, das jüngste und letzte Opfer der Pro-Juventute-Aktion «Kinder der Landstrasse», ist tatsächlich drogensüchtig. Ich brauchte viele Jahre, bis ich meine Schuldgefühle abbauen konnte und die sozialgeschichtlichen Zusammenhänge begriff, die aus mir beinahe eine Alkoholikerin und meinen Sohn zu einem bedauernswerten Drogenwrack machten. Dass mir der fesche Anstaltsdirektor diese Ungeheuerlichkeit so laut ins Ohr «flüsterte», dass die Umstehenden zu unfreiwilligen Mithörer:innen wurden, und rasch verschwand, um mir keine Gelegenheit zur Reaktion zu geben, sei hier nur nebenbei vermerkt.

Meine Damen und Herren, ich versuche, mir, soweit Sie mir bis hierher überhaupt gefolgt sind, Ihre Reaktionen vorzustellen. Verlegenheit? Anteilnahme? Amüsement? Abwehr? Empörung? Abscheu? Verachtung? Alle diese möglichen Reaktionen unterscheiden sich in einem wesentlichen Punkt von ähnlichen Ihrer Patient:innen. Die Adresse Ihrer Gemütslage, meine Damen und Herren, liegt berufsbedingt immer ausserhalb Ihrer selbst, also jetzt bei mir. Sie brauchen kein Unrechtsbewusstsein zu entwickeln. Ich habe gelernt, damit umzugehen. Bei vielen Ihrer Patient:innen jedoch werden alle Projektionsflächen, die Ihnen zur Verfügung stehen, zu lebenslänglichen Spiegeln, denen sie ausgeliefert sind und auf die sie nur in selbstzerstörerischer Weise antworten können. Durch die Aktenkundigkeit dieser Spiegel wird die Selbstzerstörung erblich. Und darin haben Ihre Vorgänger mit ihrer Theorie der hereditären Belastung recht. Ihr Berufsstand hat sie mit diesen Akten inszeniert.

Meine Damen und Herren, ich möchte Sie an dieser Stelle noch einmal daran erinnern, dass diese Akten Folgen eines menschenverachtenden Denkens sind, das während der NS-Zeit Millionen von Menschen das Leben gekostet und hier in der Schweiz Tausende von Familien nicht nur jenischer Herkunft zerstört hat. Und dieses Denken feiert fröhlich Urständ, wie mir der Einblick in psychiatrische Akten neueren Datums beweist. Es darf wieder von Renitenten, hereditär Belasteten, Aufsässigen und gesellschaftlich Auszugrenzenden die Rede sein, wo kranke Menschen gemeint sein müssten.

Ein einst verfasstes Gutachten oder eine einmal gestellte Diagnose ist für den Betroffenen wie ein

Schatten, den er, nicht an den Teufel, wie Chamissos Schlemihl, sondern an die Psychiatrie abgegeben hat. Nennen Sie diesen verlorenen Schatten das Ich, ohne das keiner von uns ein erfülltes Leben führen kann. Anstelle dieses Schattens wird dem Kranken, je nach der in Mode stehenden ideologischen Stossrichtung, ein künstliches Ich aufgezwungen, mit dem er sich selbstredend nie befreunden wird. Um zu überleben, wird er seine Abscheu, das Misstrauen und seine Verzweiflung gegen sich, den Schattenlosen, vermeintlich Schuldigen richten und seine selbstzerstörerischen Kräfte aktivieren. Wer bin ich denn, wenn ich ein Niemand bin? Ich kenne viele Patient:innen, die sich, nachdem sie als Nichts in die Akten der Psychiatrie eingingen, als Minderwertige, die der herrschenden Ordnung keinen Gewinn bringen, sich der Selbstzerstörung bedienten, um wenigstens den kleinen, verbliebenen Teil ihrer Menschenwürde – manche in den Tod – hinüberzuretten. Auch ich musste nach der Lektüre meiner Psychiatrieakten eine Krise durchleiden und habe sie nur dank einiger geduldiger Freund:innen überwunden.

Liebe Anwesende. Vor ein paar Wochen erzählte ich meinem treuesten Freund und Lebenspartner, dass ich bei manchen Begegnungen mit Nichtjenischen immer ein gewisses Erschrecken, Abwehr und oft sogar kaum verhohlene Angst in deren Augen zu entdecken glaube, wenn ich mich als Jenische oder gar als ein ehemaliges Opfer des unseligen Pro-Juventute-Hilfswerks «Kinder der Landstrasse» zu erkennen gebe. Ich fügte bei, dass diese Entdeckung jedes Mal denselben Reflex in mir auslöse, nämlich den, besonders freundlich und fröhlich aufzutreten, um meinen Gesprächspartner, meine Gesprächspartnerin zu beruhigen und von meiner Harmlosigkeit zu überzeugen. Ich bat ihn, mir zu erklären, was da jeweils abläuft.

«Stell Dir vor», antwortete mein Lebenspartner, «Du hättest mir in einem Anfall unkontrollierter Wut das Gesicht zerschnitten. Trotz aller ärztlichen Künste bliebe mein Gesicht für immer entstellt und Du hättest es täglich vor Augen, würdest also täglich, stündlich an Deine Tat erinnert. Ich könnte mir von früh bis spät die Mühe machen, Dich zu beruhigen und Dich mit meinem Lachen, meinem Lächeln überzeugen wollen, Dir verziehen zu haben. Es bliebe immer das Lachen oder Lächeln eines Verletzten, so wie Dein Lachen, Dein Lächeln immer das eines zutiefst verletzten Menschen bleiben wird. Wärst Du an Deinen Verletzungen gestorben, bliebe eine Leere zurück, mit der sich Täter:innen zwar auseinandersetzen können, aber nicht müssen. Du hast überlebt, bist sichtbar und zwingst damit Deine Mitmenschen, auf die eine oder andere Weise auf Dich und auf die Geschichte Deines Volkes zu reagieren. Die Lösung läge in dem Begriff der ‹tätigen Reue›, denn erst sie ermöglicht es Täter:innen, letztendlich auch sich selbst verzeihen zu können. Du, als Überlebende kannst dazu nichts beitragen.»

Natürlich weiss ich, dass sich in der Psychiatrie einiges geändert hat. Menschen werden menschlicher behandelt, und es wird nicht mehr jede Auffälligkeit als Krankheit diagnostiziert. Im Zeitalter des Individualismus können es sich Individuen leisten, auffällig bis zur Exzentrik zu leben, ohne gleich in die Fänge der Psychiatrie zu geraten. Das gilt vor allem für jene, die in materieller Hinsicht nicht auffallen, also keine Fürsorgefälle sind und ihren Lebensunterhalt selbst bestreiten können. Mir gelingt es, weil Schriftsteller:innen ohnehin einen gewissen Freiraum als Narren haben, die man bei Bedarf herbeiruft, um sie dann, sollten sie sich allzu aufsässig äussern, wieder kaltzustellen. Aber, zumindest einige von uns, haben nun einmal die eine und wichtigste Verpflichtung übernommen, daran zu erinnern, dass der Mensch dem Menschen verpflichtet ist, in welcher Verfassung er sich auch immer befinden mag. Ich bin versucht, es Liebe zu nennen, wäre dieser Begriff nicht zu abgedroschen und zu irreführend, da er nur allzu oft für unreife, sentimentale Gefühlsphänomene herhalten muss, die mit Liebe verwechselt werden.

Auch in Ihrem Anstaltsarchiv, liebe Anwesende, befinden sich Dokumente wie jene «Gemeinsame», deren Schlussfolgerung ich Ihnen anfangs meines Vortrags zitierte. Darunter befinden sich auch Akten meiner Vorfahren, die bei Ihnen interniert waren. Ich will Ihnen nicht unterstellen, sich erst einmal in diesen Akten umgesehen zu haben, ehe Sie sich hierher begaben, um mir zuzuhören. Aber fragen möchte ich Sie doch, wie es Ihnen gelingt, einen Menschen in seiner Würde zu achten, wenn Sie ihn in seinen Papieren als eine «verstimmbare, impulsive, haltlose und geltungsbedürftige Psychopathin mit neurotischen Zügen und einem starken Hang zur Selbstüberschätzung» kennengelernt haben. Das macht diese Akten, je älteren Datums sie sind, umso gefährlicher. Es macht sie gefährlich, weil sie aus einer Zeit übernommen wurden, die den untersuchten Menschen nicht die geringste Menschenwürde zubilligte, da sie ja Minderwertige waren. Ihr Fluch fällt auf jeden ihrer Nachfahren, der das Unglück hat, in eine Ihrer Anstalten eingewiesen zu werden. Der Rassismus, dem Ihre Ärzteväter einen pseudowissenschaftlichen Anstrich gaben, kann auch Sie verleiten, einst in denselben Kategorien zu denken. Geschriebene Wörter sind nicht mehr aus der Welt zu schaffen, ebensowenig wie eine einzige, gute Tat. Ich meine deshalb, dass diese Akten, wenn nicht den Betroffenen ausgehändigt, wie von Bund und Kantonen versprochen, dann wenigstens vernichtet werden müssen. Solange sie vorhanden sind, sitzen wir Jenischen (und nicht nur wir, denn auch andere wurden in ähnlicher Weise diffamiert, wenn sie nicht zum pflegeleichten und produktiven Menschenmaterial unserer

Gesellschaft gehörten) auf einem Pulverfass, das jederzeit explodieren kann, wenn neue Ideologien neue Opfer fordern, die dem Herrenmenschendenken als Futter vorgeworfen werden können. Wollen Sie, durch die Verteidigung Ihrer Archive, die bis in die NS-Zeit zurückreichen, daran mitschuldig werden? Reicht es nicht, dass bis heute vier Generationen Jenischer unter diesen Diagnosen und Gutachten, die oft nicht einmal sie selber, sondern ihre Angehörigen betrafen, am selbstbestimmten Leben gehindert und in ihrer Integrität verletzt und beleidigt wurden? Warum trennen Sie sich nicht von einem Wust von Papieren, die keinen wissenschaftlichen Wert vorweisen können, sondern allenfalls traurige, historische Bedeutung erlangten, weil durch ihre Existenz der Pro Juventute das Recht eingeräumt wurde, gemäss den Richtlinien des NS-Systems Tausende von Jenischen zu menschlichen Krüppeln zu machen? Was hält Sie zurück, Ihren Anteil an der Vermeidung menschlichen Leids beizutragen? Wissenschaftliche Neugier?

Ich wende mich nun an die Jungen und Junggebliebenen unter Ihnen. Sorgen Sie dafür, dass diese «Forschungsschriften» und Akten nicht mehr missbraucht werden können. Lernen Sie die Menschen, auch Jenische, durch Ihre eigene Beobachtung als solche, möglicherweise Leidende, aber auch als das Wunder, das jeder Mensch ist, kennen. Stützen Sie sich nicht auf Berichte, die Ihre Vorväter ohne jede Menschlichkeit verfasst und damit das Leben unzähliger Menschen zerstört haben. Jeder Mensch, der Ihnen begegnet, ist ein Geheimnis, das Sie auch in Ihrer eigenen Entwicklung, in Ihrer Menschwerdung weiterbringt. Die Akten, die uns über Jahrzehnte diffamierten und am Leben hinderten, diese Akten, die mit einer penetranten Regelmässigkeit zurate gezogen werden, wenn einer von uns Ihrer Hilfe bedarf, sind gewiss nicht dazu geeignet, aus Ihnen wahre, mitfühlende Menschen und aus uns autonome, selbstbewusste Mitmenschen zu machen. Wir verblieben dann in einer Pattsituation, die Sie, in Verkennung der Tatsache, dass auch Sie dabei verlieren, als einen Sieg auf Ihre Fahne schrieben, ohne sich, wie Ihre Vorgänger auch, der Konsequenzen bewusst zu werden. Dann bliebe mir, als eine immer noch Hoffende, nur noch ein letzter Wunsch, nämlich den, Sie würden einmal unverhofft gezwungen, an Ihrem eigenen, schwarz verschmierten Fenster nur einen Fingernagelbreit zu kratzen um in Ihre eigenen Abgründe schauen zu müssen. Seien Sie gewiss, auch dort lauert der Wahnsinn. In diesen verrückten Zeiten leben wir alle auf Messers Schneide.

Meine Damen und Herren, kehren wir hierher zurück. Diesen Vortrag hielt ich vor wenigen Jahren in der Psychiatrischen Kantonsklinik St. Urban. Ich hielt ihn vor tauben Ohren. Bis heute hat sich nichts an der Tatsache geändert, dass die ehemaligen Psychiatrieakten der Jenischen weiterhin missbraucht werden, während die Geschädigten noch immer auf Einsicht und Herausgabe dieser politisch brisanten Akten warten. Selbsternannte «Tsiganologen» ziehen noch immer die menschenverachtenden Forschungen ihrer Vorgänger zurate, wenn sie über uns schreiben. Jüngstes Beispiel ist die 1996 im Verlag Helbling & Lichtenhahn erschienene Studie: «Allein auf dieser verdammten Welt». Die Verfasser, der emeritierte Professor und Volkskundler Robert Schläpfer und der Historiker Hansjörg Roth schreckten nicht davor zurück, einen mehrfach straffällig gewordenen Nichtjenischen wider besseres Wissen als Jenischen zu bezeichnen und seinen Knastjargon als das Jenische schlechthin zu deklarieren. Robert Schläpfer, der schon vor Jahrzehnten von Jenischen als von Vaganten sprach und die Aktion «Kinder der Landstrasse» in privaten Gesprächen zumindest teilweise guthiess, zeigte sich allen Protesten seitens der Jenischen gegenüber unempfindlich. Er und sein Mitautor bedienten sich einmal mehr eben jener Arroganz, die, als Wissenschaft getarnt, das Volk der Jenischen in der Schweiz sozial und kulturell zerstörte. Aber nicht genug damit. Bereits ist ein zweiter Band geplant, der die Geschichte der Jenischen thematisieren wird. Wer den ersten Band gelesen hat, darf mit Fug und Recht befürchten, dass im zweiten erneut alte Vorurteile und diffamierende Behauptungen verbreitet werden. Der Schweizerische Nationalfond konnte sich trotz Einspruch der jenischen Organisationen nicht dazu durchringen, seine Gelder aus dem Projekt zurückzuziehen. Er sei, so liess das Sekretariat telefonisch verlauten, für Inhalt und Moral der von ihm gesponserten Projekte nicht zuständig. Immerhin geht es dabei um über 400 000 Franken Steuergelder. Eben jene Summe, die uns Jenischen vor ein paar Jahren abgesprochen wurde, als wir eine solche Studie bei vertrauenswürdigen Wissenschaftern in Auftrag geben wollten.

Liebe Anwesende. Auch in Ihrer Bibliothek befindet sich ein Teil dieses pseudowissenschaftlichen Materials und mit ihm unzählige Kopien von Psychiatrieakten Jenischer. Auch an ihrer Universität wird abgeschrieben, wenn der Wille zu autonom erarbeitetem Wissen fehlt. Das heisst, auch Sie sind Teil des Pulverfasses, auf dem unsere zukünftigen jenischen Generationen sitzen, und Sie haben die Pflicht, sich sozusagen selbst zu entschärfen. Sie können das, indem Sie sich eigenständiges Wissen ohne Beizug dieser rassistischen Pamphlete aneignen und beispielsweise sowohl die Geschichte der jüngeren Psychiatrie in der Schweiz als auch die Geschichte der Jenischen neu und unvoreingenommen erforschen und darüber schreiben. Es ist Ihrem Fach vorbehalten, sich forschend in andere Disziplinen einzuschalten. Die Schwerpunkte, die Sie setzen, sind Bewertungen, selbst wenn auch Sie von einer wertfreien Wissenschaft träumen sollten, die sich in Unschuld suhlen darf. Wertfreie Wissenschaft gibt es nicht. Der Verzicht auf ein übergreifendes oder interdisziplinäres Denken und die damit verbundene Spezialisierung hat zwar dazu geführt, dass einzelne Fachzweige kaum mehr zu kontrollieren sind, wie zum Beispiel die klinische Psychiatrie. Sie führt aber nicht in die angebliche Wertfreiheit. Der Begriff Wertfreiheit in der Wissenschaft kaschiert nichts anderes als die institutionalisierte Verantwortungslosigkeit gegenüber der gesamten Menschheit, der alle Wissenschaft zu dienen hat. An Sie als Historiker:innen richte ich den Appell, dabei nicht mitzuwirken. Ich behaupte, die Psychiatrie habe unsere hereditäre Belastung inszeniert. Werden Sie nicht zu Verwaltern derselben!

Nun, Sie haben mich auch als Schriftstellerin eingeladen. Deshalb möchte ich Ihnen zum Schluss noch einen literarischen Text vorlesen. Es ist ein Brief an meine Mutter, den sie allerdings nie erhalten hat. Sie starb einige Jahre früher, und ich müsste ihn eigentlich eine Grabrede nennen. Der Brief entstand aus Anlass der Feierlichkeiten, mit denen die offizielle Schweiz 1989 des Kriegsbeginns gedachte. Ich habe ihn für Sie noch einmal überarbeitet. Irgendwann wird auch dieser Text Geschichte sein. Aber hier vor Ihnen möchte ich mit diesem Brief an meine Mutter noch einmal vom Schmerz und der Angst, von der Todesangst und der menschlichen Entwürdigung meines Volkes erzählen.

Als Titel für meinen Brief wählte ich das Wort, ein Wort, das in unserer Sprache je nach Gegenstand des

Gesprächs verschiedene Bedeutungen haben kann, nämlich Gastfreundschaft, Wirtlichkeit oder Mutterleib. Als Untertitel benutzte ich eine Metapher: «Oder im Gehen sterben», ohne damals gewusst zu haben, dass das Wort seine Wurzel im Sanskritwort hat, was etwa so viel heisst wie: Gehen, Nachfolgen, Nachkommen im Sinne von jemanden einholen und freundschaftlich begleiten wollen.

PHRALALEN, PEJALEN MAMA

QUANTE MAMERA, LIEBE MUTTER

Mein Gehirn ist kein Sperrkonto, das ich mit unseren Erinnerungen belasten könnte, um so, befreit von aller Erinnerung, fröhlich weiterleben zu können. Ein jeder meiner Tage ist ein neuer Versuch und ein Lernen, mit diesen Erinnerungen, den Deinigen und meinigen, mit den Erinnerungen an die Geschichte unseres Volkes zu leben, ohne daran zu zerbrechen. Du, Mamera, bist daran zerbrochen. Es war Dir nicht einmal vergönnt, sechzig Jahre alt zu werden, verbraucht wie Du warst vom Erinnern, vergiftet von ihren perversen Vorstellungen über Recht und Ordnung. Diesen Vorstellungen warst Du ausgesetzt bis zu Deinem Tod, ihrer letzten Schriftprobe, kurz vor Deinem sechzigsten Geburtstag.

Von Vollzugsbeamten geordnet liegen nun Deine Lebensdaten auf meinem Tisch, schulmeisterhaft geheftet in orangenen Ordnern, die orangenen Ordnerrücken sauber beschriftet: Maria Emma Mehr, geboren am 27. August 1924, von Almens, Graubünden, gestorben 1983 in Zürich. Besonderes Kennzeichen: Angehörige des jenischen Volkes. Eine Minderwertige also, von Minderwertigen gezeugt, rassenbiologisch gesehen der letzte Dreck, versehen mit den Stiefelspuren der Vollzugshierarchie. Welch besserer Behandlung bedürfte dieser Haufen Dreck als der Gnade ihrer Stiefelspuren auf der nackten Haut. Ins Herznest sind's Dir gestiegen, haben dort gesaut, auf Deinen Herzbrettern getanzt, als Du, Dir abhandengekommen, nichts weiter zu tun wusstest, als das stumme Leiden in den Dir einzig sicher scheinenden Ort zu ritzen, dorthin, wo ihre gestiefelten Bocksfüsse keine Abdrücke hinterliessen und keiner der Vollzugsbeamten Buch führte, denn diesen Ort sprach man deinesgleichen ab: die Seele.

Ein Hundeleben nanntest Du Deinen steten Abstieg in die Unwirtlichkeiten des Selbsthasses, als ob Hunde keine Seele hätten und deinesgleichen mehr als ein Dreck, als ein dreckiger Dreck sein könnte; sagtest Du Hundeleben. Dir war das Träumen noch nicht ganz vergangen und das Wissen geblieben, dass anderswo anders gelebt wird und keiner des andern Dreck sein dürfte oder Scharreisen, als das man deinesgleichen ja auch benutzte, ehe Dich ihr himmlischer Obervollzugsbeamter endlich verscharren liess. Da hilft kein

Wehleid von deinesgleichen, wenn vorher die Untervollzugsbeamten, schwer von vollzogener Nächstenliebe, Deinen Körper verliessen, Dein Herznest, das sie Dein Leben lang okkupierten. Dein Herznest, wo sie in der Saat Deiner Vorfahren wüteten, das sie Erbgut nannten, minderwertiges, Dir die Ernte verhinderten mit Blitz und Hagel aus ihren Mündern und Teufelsaustreiberei betrieben, wo kein Teufel sass, nur dieses Erbgut, ein feuerentfachendes, das deinesgleichen durch die Wälder ziehen hiess, wenn ihr konntet, und euch das Beeren- und Wurzellesen zum Fest gelingen liess.

Aber deinesgleichen hat man das Beeren- und Wurzellesen frühzeitig ausgetrieben, das kindliche Feuerchen schnell das Fürchten gelehrt bei Spucke und Hieben, die Kinder von der Brust ihrer Mütter weggezerrt und in Häusern versorgt, wo die Vollwertigen wohnen und jene, deren Erbgut zur Ehre des Landes gereicht, solche, die Recht und Ordnung schaffen. Deinesgleichen sind auch heute mitgemeint, wenn in diesem Land der Kriegsbeginn gefeiert wird, dieser unselige Tag vor fünfzig Jahren, das Todesurteil für deinesgleichen im Nachbarland. Was hat denn deinesgleichen zu klagen, würden sie sagen, es ging Dir nicht an die Gurgel, die Entsorgung der Schweizer Landstrasse hielt Mass, den Strassenkehrern waren die christlichen Hände gebunden, die sie heuer zum Grossergottwirlobendich gen Himmel erheben, jenen Obervollzugsbeamten zu ehren, den sie sich zurechtbogen und der sie Menschen in Wertvolle und Minderwertige einteilen hiess, die Ermordung der einen billigte, die andern zu Ebenbildern seiner selbst erkor.

Er war ein guter Mensch, hiess es von jenem Strassenkehrer, der im Dienst der Pro Juventute stand, erfüllt von hehrer Fürsorge für deinesgleichen, behaupten seine Erben, und dass deinesgleichen an dieser Fürsorge erstickt, verrückt gemacht wurde, was soll das jene kümmern, die nichts vom Beeren- und Wurzellesen verstehen und heute noch behaupten, von nichts und allem nichts gewusst zu haben. Nichts von den Massengräbern, randvoll der ungebetenen Gäste dieses Jahrhunderts, nichts von den zerstörten Unterleibern Deiner Brüder und Schwestern, nichts vom herausgerissenen Gedärm dieser Untermenschen, nichts von ihrem Flehen und Beten für ihre zu Tode gequälten Kinder, das süsse Herzjesulein, dieses Flammenherz, an dem deinesgleichen röstete, was hätten unsere bescheidenen Feuer, gespiesen von Schwemmholz, dem Geschenk uns gutgesinnter Bäche und Flüsse, auszurichten vermocht gegen ihre Gier, Ordnung zu schaffen und deinesgleichen zu Lebzeiten Grabsteine an die ohnehin wunden Füsse zu ketten, auf dass Dir das Gehen zur Last werde.

Die Liebe der jenischen Mütter, sagten sie, ist animalisch und primitiv. Sie bedarf der Läuterung, also sterilisierten sie Dich, nachdem Du zwei Kinder geboren hattest. Das eine Kind, mein Bruder, erhängte sich mit zwölf Jahren in einer Anstalt für geistig Behinderte, weil er das Leben in der Kälte nicht mehr ertrug. Er war nicht behindert genug, um sich anders zu wehren.

1924, Dein Geburtsjahr. Vom Wind flachgestrichenes Riedland, düster, ein dumpfes Besäufnis der Freiheit im Flügelschlag der Fischreiher, der langgezogene Schrei des Habichts überm spärlichen Gehölz und den Häschern, die sich Eurer ärmlichen Behausung nähern. Später werden sie den Kinderraub, als notwendige Fürsorgemassnahme getarnt, in die Annalen ihrer phobischen Zerstörungswut einreihen. In Deutschlands Amtsstuben wird im selben Jahr Borchardts Entwurf eines Gesetzes zur Freigabe der Tötung unheilbar Geistesschwacher erörtert.[2] Stoddards «Kulturumsturz» mit dem Untertitel: «Die Drohung des Untermenschen»,[3] Meltzers «Probleme der Abkürzung lebensunwerten Lebens»[4] bleiben, vorerst noch ungeschrieben. Ein Jahr später schon sind sie Kultbücher. Wie Zeus Athene gebar der Medizinmann den Herrenmenschen. Sie schicken ihre braunen Tentakel voraus ins Herz der Schweiz, in öffentlichen Vorträgen wird für die Zwangssterilisation jenischer Frauen und Männer geworben, ihre Minderwertigkeit von Psychiatern und Anthropologen frech behauptet. In den Archiven der Bundespolizei häufen sich Statistiken über sogenannte Vagantensippen; deinesgleichen wird präventiv kriminalistisch erfasst und registriert, deinesgleichen wird das Hausieren verboten, Zuwiderhandlungen fortan mit der Einweisung in Arbeitsanstalten und Irrenhäuser bestraft, die jenische Kultur und Lebensweise als Ausgeburt einer kranken Erbmasse diffamiert. Die Psychiatrie, eine bis anhin kaum ernst genommene, akademische Disziplin, hat endlich ihren Daseinszweck aus der Taufe gehoben, mitten im braunen Umfeld von Fremdenhass, nationalistischem Dünkel und Herrenmenschenallüren. Diesem Umfeld wurde sie zur Steigbügelhalterin, diesem Umfeld erteilte sie während der Jahre der schrecklichsten Auswirkungen ihres als Wissenschaft getarnten Wahns die Absolution für den Massenmord an deinesgleichen, dem minderwertigen Leben.

«Wir entvölkern die Landstrasse», verkündete der in den Diensten der Pro Juventute stehende Strassenkehrer Dr. Alfred Siegfried 1926. Johlend und kreuzeschlagend schwärmt sie aus, die Putzbrigade, bis in die letzten Winkel schweizerischer Bergtäler. Mit dem Segen der Kirche und dem der Psychiatrie versehen schwärmen sie aus, die Säuberer, entsorgen die Landstrasse von Volksschädlingen Deiner Art, vom bunt riechenden Dung einer düstren Freiheit. Die heimatet fortan auf der Flucht vor den Häschern und kriecht nachts in die Hecken, die hält jetzt den Dung und die fröhlichen Winde in einer Dauerverstopfung zurück, bis sie schliesslich daran krepiert.

1930 heisst es in den Nationalsozialistischen Monatsheften kurz und bündig: Tod dem lebensunwerten Leben.

Es ist das Geburtsjahr des 1933 rechtskräftig werdenden Gesetzes zur Verhütung erbkranken Nachwuchses, das Geburtsjahr der Euthanasie an deinesgleichen. Die Jagd auf angeblich Asoziale, Landstreicher, Bettler und Arbeitsscheue ist eröffnet, kein Entrinnen mehr für deinesgleichen.

Zigeunerinnen sind gefährliche, sittlich verwahrloste, triebhafte Männerfresserinnen, hiess es, als Dir einer den Pfahl ins kindliche Fleisch schlug und auf dem «gesunden Erdreich», in das man deinesgleichen verpflanzte, seinen erbbiologisch einwandfreien Samen verschleuderte. Dir ins Gesicht und in den unfertigen Mädchenleib. Raus, rein mit dem herrischen Schlegel, der das Untergeschoss Deines Leibes beherrscht. Wäre gelacht, wenn da anklopfen gefragt und gekost werden müsste bei deinesgleichen.

Keiner Unschuldigen wird da die Unschuld zur Unzeit geraubt, denn unsere Erbsünde, die wird uns nicht genommen bei der Taufe, die tragen wir mit ein Leben lang, wir Minderwertigen, deren Haar lang über die Schulter fällt und deren Körper der Geruch verzehrter Beeren und Wurzeln noch immer verströmt, in aller Schamlosigkeit der Entrechteten. Heimat, dieses vernutzte Wort, wäre Dir der Körper Heimat gewesen, Du hättest ihn schon damals verlassen, wärst Deinen

Weg ins Nichts gegangen, in nichts als ein Bündel Erbsünde gewandet.

In Irrenanstalten wird Dir Erinnerung zurechtgerückt, Dein Herz von der Wahrheit entsorgt. Erinnerungen sind ihnen suspekt, den weissen Göttern, deinesgleichen hat sich nur an die Schuld zu erinnern, überhaupt und lange zu sein, ihr Ortsschänderinnen, Sonnendiebinnen und – «sie glaubt, sie wäre eine Schönheit, sie trägt ihr Haar offen. Wir haben uns also mit einer Haftentlassung nicht zu beeilen» –, heisst es 1945 in der Strafanstalt Bellechasse, eine der wilden Mülldeponien, wie sie für deinesgleichen zu Dutzenden standen und schluckten, was die von der Eidgenossenschaft subventionierte Stiftung Pro Juventute an Strassenmüll zusammenkehrte.

Aber dieser Müll musste, in Ermangelung härterer und eindeutigerer rassistischer Gesetze, ernährt und bekleidet werden. So beklagte sich der Pro-Juventute-Günstling-Siegfried in seinen Monatsnachrichten weinerlich: «Wir können sie nicht nach Afrika schicken, darum bitten wir unsere werten Gönner um warmes Schuhwerk und Winterbekleidung für die Ärmsten unserer Schützlinge», für deinesgleichen, Mamera, die aus dem Kinderzeugs herauswuchs und nicht nach Afrika oder Madagaskar verschickt werden konnte, wie dies die braunen Nachbarn für ihre eigene Landplage vorsahen, die minderwertigen Juden, deren Weiber ebenso gefährlich, triebhaft und männerfressend daherkamen wie deinesgleichen, diese schändlichen Christuskreuziger. Man besann sich dann anders drüben, bei den Braunen. Die verbrannten nicht in der Gluthitze der afrikanischen Sonne, nein. Die verbrannten in den deutschen Mülldeponien, die, nachdem sie, durch Arbeit frei geworden, im Gas umkamen. Denen wurde die Minderwertigkeit im Feuer geläutert, auf ewig und immer.

Das Kriegsende, dieses Ende des ungeheuerlichsten Massenmordes auch an deinesgleichen, hast Du in einer schweizerischen Gefängniszelle überlebt. Deiner abnormen Persönlichkeit wegen solltest Du Dich einer Dauerversorgung fügen, verfügten die Saubermänner der helvetischen Nation. Eine neue Deponie fand sich bald, nachdem Du für kurze Zeit an der Freiheit geleckt, mich zur Welt gebracht hast und mir das Mal auf die Stirn gebrannt wurde: eine von deinesgleichen. Dauerversorgt wurde Deine Herkunft, Deine Erbmasse und Dein Makel, überhaupt zu sein.

Deine Hilferufe aus Arbeitshäusern und Irrenanstalten, Deine Flüche, Dein Bitten und Winseln, Deine Verzweiflung und nutzlosen Selbstbeschuldigungen, sie liegen jetzt in Briefen vor mir, die mich damals, als Du sie schriebst, nie erreichten. Müll produziert Müll, also vergilbten sie in den orangenen Aktenordnern mit dem Vermerk versehen: Nicht weitergeleitet. Sie vergilbten neben den meinen, die Dich nie erreichten: Herzallerliebstes Mütterlein, mach mir's

Herztürchen auf zum Herznesterl, damit auch mir warm werde. Wie konnte ich wissen, dass in Deinem Herzen andere hausten und sauten, die Strassenkehrer zur Nachtzeit mit ihren christlichen Schwänzen herumhurten, bis, endlich, endlich Nacht in Dein Gehirn einkehrte.

Von welcher Art, sag, war jene Stunde, als Du Dich abkehrtest und, auf immer besänftigt vom Irr-Sinn, die Wirklichkeit ein letztes Mal mit Deinem Schrei verhöhntest: Ich weiss, ich weiss, ich habe gefehlt? Aus war's mit dem Toben in Deiner Herzkammer, die haben mit einer Toten weitergehurt, die Schänder, denn da warst Du längst ins Riedland zurückgekehrt, dem von tröstlichen Winden flachgestrichenen, hörtest den langgezogenen Schrei des Habichts über dem Gehölz und Du, Du Beerenleserin, Du, Lachende, schürtest neu unsere Feuer.

Hundejahre, 59 Hundejahre nanntest Du die Zeit hinter Dir, für die die Bezeichnung Leben nicht zutraf, weil keine Blume Dir blühte in keinem Traum und kein Lächeln in dieser aufgezwungenen Enge aufleuchten wollte, in diesem von Angst und Verzweiflung verdunkelten Raum, in dem zu vegetieren Dir knapp erlaubt war. Es blieb Dir die Sprache der Erdwölfe, nachtschwarz und gellend, fern aller Verständigungsmöglichkeiten. Du bätest nicht um Dein Leben, schriest Du den Menschen auf den Strassen zu, Du bätest nur um Frieden zwischen den langen Phasen der inneren

Hetze, die Dir das Entsetzen aufzwang und die Gewissheit, nie zu genügen in einer Welt, die für deinesgleichen nur Arbeitsanstalten und Irrenhäuser übrig hatte. Deinesgleichen, ein Wort, das Dein Gesicht entstellte, wenn Du die vier Silben absichtlich in die Länge zogst und Deinen Mund breit werden liessest vor unausgesprochenem Hohn.

Ich habe einen Geburtstag zu feiern, Deinen sechzigsten, den zu feiern Dir nicht vergönnt war. Lacio drom, Mamera. Bàchtàlo drom, Du Tapfere, ich wünsche Dir Glück, Frieden und einen langen Tod.

Nur Lebende müssen sich erinnern.

VON INSTITUTIONEN UND MENSCHEN

Thomas Emmenegger

Als kleiner Junge Anfang der 1960er-Jahre war ich stolz, einmal im Jahr Briefmarken von Pro Juventute verkaufen zu dürfen. Und ich war nicht der Einzige. Alle an der Schule wollten mitmachen, es gab ein kleines Taschengeld zu verdienen, und man konnte irgendwie an etwas Grossem mitwirken. Zwar wusste ich nicht, was die Pro Juventute machte. Ich konnte mir nicht vorstellen, was es bedeutete, als Kind auf fremde Hilfe angewiesen zu sein. Mich wunderte aber keineswegs, dass es leicht war, Käufer:innen für die Briefmarkenbögen zu finden, auch wenn sie teurer waren als die handelsüblichen. Pro Juventute war Garantie für einen guten Zweck.

Ganz anders war es für die Familie Mehr, als 1947 «Hilfe» über sie hereinbrach. Das Kind wird von der Mutter getrennt. Als Jenische, als einheimische Fahrende sind sie von der Aktion «Kinder der Landstrasse» aufgespürt worden und endeten in einem Räderwerk, das über Jahrzehnte die systematisch geplante Zerstörung der «nicht genehmen Lebensweisen» von Jenischen durchführte. Das Hilfswerk «Kinder der Landstrasse» der Pro Juventute wollte landesweit «das Übel der Vagantität» überwinden.[5] Damit schrieb die Pro Juventute ein gesellschaftspolitisches Interesse auf ihre Fahnen, das keineswegs das Wohl der Kinder fahrender Familien ins Zentrum ihrer Bemühungen rückte, sondern übergeordnete ordnungspolitische Ziele verfolgte.

Von 1926 bis 1973 wurden 619 Kinder aus 24 Kantonen ihren fahrenden Familien entrissen, Tausende von Jenischen kulturell und sozial isoliert. Die sogenannte «Sesshaftmachung» der Kinder sollte durch «geeignete Placierungs- und Erziehungsmassnahmen» erwirkt werden. Dabei wurde darauf geachtet, die Kinder möglichst weit entfernt von ihren Familien unterzubringen und jeglichen Kontakt zur Familie zu unterbinden. Es wurde bewusst alles unternommen, um die Spuren der Kinder zu verwischen, Briefe wurden nicht weitergeleitet, und bei einem zu befürchtenden Verwandtenkontakt wurden die Kinder umplatziert. Damit, so stellten es sich die Initiant:innen des Hilfswerks vor, würden die Kinder jeden Bezug zu ihrer Herkunft verlieren und die herumziehende Lebensweise ablehnen. In zahlreichen Fällen kam es zur Entmündigung von Eltern, die sich gegen die Wegnahme der Kinder wehrten.

Das Ziel der Aktion «Kinder der Landstrasse», mit der «Zigeunerplage» in der ganzen Schweiz fertigzuwerden, wurde mit allerhand eugenischer und pseudowissenschaftlicher Propaganda unterlegt, die das Auseinanderreissen von jenischen Familien juristisch und wissenschaftlich abstützen sollte. Welches immense Leiden, aber auch welche grotesken sprachlichen Auswüchse dieses autoritäre Handeln hervorbrachte, vorgetragen von Propagandisten besonders aus der Psychiatrie,[6] das führt uns Mariella Mehr an ihrer eigenen Person vor. Diese Urteile und Diagnosen sind nicht nur Worthülsen, sie üben Macht und Herrschaft aus über die beurteilte und mit den entsprechenden Diagnosen versehene Person.

Wie sich diese Macht niederschlug, erzählt Mariella Mehr in ihrem Roman «Daskind» erfahrungsdicht, schmerzhaft: «Kinder wie Daskind müssen das Leben stündlich neu bestehen.»[7] Die präzise Schilderung des Grauens lässt uns in Abgründe schauen, aber durch ihre Wortkunst wölbt sich der Text zu einem Dach, unter dem das Unfassbare Zuflucht findet. Die Romane und Theaterstücke der grossen schweizerischen Schriftstellerin sind mehr als nur Anklage, sie werden zu einer moralischen Instanz. Durch ihr Schreiben bringt sie die Gesellschaft moralisch ein Stück weiter. Von Joseph Brodsky stammt die Aussage, «dass Literatur die einzige Form einer moralischen Vergewisserung darstellt, über die eine Gesellschaft verfügt»[8].

Damit die jenischen Kinder nicht mehr zu ihren Eltern zurückfanden, brauchte es neben dem Hilfswerk die «loyale» Zusammenarbeit anderer Institutionen: Waisenhäuser, Pflegeeltern, Erziehungsheime, psychiatrische Anstalten, Arbeitserziehungsanstalten, Gefängnisse. Dazu gesellten sich umtriebige Gemeindesekretäre, die Ordnung in der eigenen Gemeinde schaffen wollten, indem sie aktiv jenische Familien ausfindig machten oder gleichgültige Vormunde, die hauptsächlich an einer handfesten und billigen Platzierung interessiert waren. Ein Grossteil der Kinder begann die eigene «Institutionskarriere» in einem strengen, oft religiös ausgerichteten Heim. Keiner dieser Institutionsvertreter erhob die Stimme. Sie machten mit. Die landesweite Kultur der «fürsorgerischen» Zwangsmassnahmen war ein Konsenshebel, mit dem man Aussenseiter, Unangepasste, Arme und, im allgemeinen, Randgruppenprobleme zu lösen versuchte. Jede dieser Institutionen hatte dazu ein eigenes Zwangsrepertoire entwickelt – teils aus Unbeholfenheit, teils aus Boshaftigkeit –, welches auch regelrechte Folterwerkzeuge nicht ausschloss.

Erst in den letzten Jahren fangen Betroffene an, offen über diese Missbräuche von administrativen und fürsorgerischen Zwangsmassnahmen zu reden, die sie als Kinder erlebt haben. Wie schwer es den Betroffenen fällt, vom erlebten Leid zu erzählen und die systematische Gewaltausübung anzuklagen, zeigt der aufwühlende Film von Edwin Beeler[9]. Das Belastende dabei sei, so sagen die Betroffenen, dass man gegen eine Wand rede, dass niemand für die Gräueltaten und Verbrechen verantwortlich sei.

Die tiefe Demütigung, die Kinder durch Missbräuche erleben in einer Institution, in die sie eigentlich in Obhut gegeben worden sind, ist nicht nur durch die erlittenen Qualen zu verstehen, sondern zur Qual gehört auch, dass sie sich schämen, wie wenn sie selbst Schuld trügen. Dieses enge Geflecht von Opfer und Schuld aufzulösen, ist nicht einfach für die Betroffenen und braucht viel Kraft. Erst in den letzten Jahren lernen involvierte Institutionen, deutlich zu sagen, dass die Opfer – die Kinder – keine, überhaupt keine Schuld tragen.

Umso mehr erstaunt, dass Mariella Mehr bereits Mitte der 1970er-Jahre anfing, als Betroffene öffentlich über diesen Missbrauch zu sprechen und zu schreiben, quasi allein auf weiter Flur. In diesen Jahren war es nicht üblich, dass Institutionen wie die Pro Juventute den Betroffenen die Bühne überlassen. Zu gross war die Angst vor Kontrollverlust.

Ich war damals Medizinstudent, und als ich erstmals Texte von Mariella Mehr las, kam in dem gutgläubigen Studenten eine Ahnung auf, dass sich hinter den Institutionsfassaden von Fürsorgeeinrichtungen und psychiatrischen Kliniken Abgründe auftun. Was mich beeindruckte, waren ihre Furchtlosigkeit und ihr Mut,

Konsensdenken radikal infrage zu stellen, wahrhaftig Erlebtes bis ins schrecklichste Detail zu schildern, das mich, der ich Psychiater werden wollte – und genau in diesen Institutionen zu arbeiten gehabt hätte –, in arge Verlegenheit brachte. Auf privater Ebene waren wir alle fortschrittlich, aber beruflich, so liess man uns verstehen, sollte man sich doch besser anpassen, wenn man weiterkommen wollte.

Zur gleichen Zeit, als Mariella Mehr zu schreiben anfing, ihre Stimme gegen die Macht der Psychiater erhob, wuchs in Italien eine soziale Bewegung, die die psychiatrische Institution radikal infrage stellte. Wegbereiter ist die Gruppe von Triest, die als erste die psychiatrische Anstalt schloss und gleichzeitig nach Betreuungsalternativen suchte. Im Zentrum steht eine neue Subjektivität der Betroffenen, die man nicht als Objekte der Betreuung, Fürsorge, Therapie versteht, sondern als eigenwillige Akteure mit einer eigensinnigen Stimme.[10] Aber wie geht man mit dem Machtgefälle zwischen Arzt und Betroffenem um? Bleibt am Ende nicht alles beim Alten? Die Institutionen reformieren sich, aber wer oben ist, bleibt oben, und wer unten ist, bleibt unten?

1968 erschien ein Buch mit dem Titel «L'istituzione negata» – «Die negierte Institution»[11] unter der Federführung von Franco Basaglia, der unter Institution nicht nur die Anstaltsmauern versteht, sondern den gesamten institutionellen Apparat, der sich um die zum Objekt gewordene Krankheit organisiert und die Beziehung zum Kranken, zum leidenden Subjekt, verloren hat. Die Negation der Institution, im Hegelschen Sinne, schafft nicht nur ab, sondern sucht im Abzuschaffenden immer etwas Neues, was dann zwanzig Jahre später als «L'istituzione inventata»[12] definiert wurde, als die erfundene Institution, die den Zugang zur Einzigartigkeit des Subjekts organisiert und bei dessen Emanzipation mitwirkt. Die Schliessung des immensen Irrenhauses von Triest führte man mit den «Insassen» durch und, etwas salopp ausgedrückt, auch mit der ganzen Stadt. Man lernte jeden Tag etwas Neues, machte jeden Tag etwas, was man vorher noch nie gemacht hatte.

In der Zwischenepoche der späten Siebziger- und der Achtzigerjahre – 68 war vorbei und 89 noch weit entfernt – führte die Spur für viele Suchende nach alternativer Psychiatrie nach Triest, wo sie auf einen intensiven Experimentierraum stiessen, zu einer offenen Bereitschaft, mit Versuch und Irrtum zu lernen, zu Erfahrungsdichte und Umbrüchen. Wie das einen auch persönlich mitgenommen hat, wie man all die bunt zusammengewürfelten Menschen aus aller Welt, die neuen Praktiken, Theorien, Lektüren, Filme und Musik liebte, ist heute schwer zu verstehen.

Ich erlebte Triest als Gegenwelt zur erstarrten Schweiz – und natürlich ging es auch um Sonne und Meer, aber hauptsächlich lernte ich, als Arzt eine neue

Haltung einzunehmen: das Urteil aufzuheben. Alles, was ich in meiner Ausbildung in der Schweiz gelernt hatte, also möglichst genau und schnell zu urteilen und nicht auf Vorurteilen sitzenzubleiben, wurde in Triest als ungenügend und als Machtgehabe abgetan. Die Aufhebung des Urteils – der Doppelsinn von Aufheben ist gewollt – entkleidet das Urteil von seinem Machtgewand, und es erscheint die Beziehung: die Beziehung von Mensch zu Mensch, wie Basaglia sagen würde. Aufheben bedeutet nicht nur negieren, sondern weist auf etwas zu Bewahrendes hin. Man hebt das Urteil auf, um aufgehoben zu sein. Im sprachgebräuchlichen Doppelsinn, der unserer Haltung neues Gewicht gibt, «ist darin der über das bloss verständige Entweder-Oder hinausschreitende spekulative Geist unserer Sprache zu erkennen»[13].

Diese offene, spekulative Haltung weist auf ein verstehensorientiertes Verständnis der Beziehung hin und bedeutet die Fähigkeit des Mit an dem Leiden des Anderen. Das Verstehen verweist auf etwas Vergangenes und ist deshalb tolerant für offene Situationen. Die Beziehung ist nicht blosses Mittel, sie verlangt Achtung und Zuneigung, die Achtung des Anderen in seiner Andersartigkeit. «Achtung bricht eben diese Verwendung der Beziehung als Mittel auf allen Ebenen.»[14]

Der Triestiner Slogan «La libertà è terapeutica» – die Freiheit ist therapeutisch – heisst eben auch, dass es die befreiten Beziehungen sind, die therapeutisch wirken. Und weil diese Art von Beziehungen therapeutisch wirken, braucht es für Menschen, die sich in einer psychischen Krise befinden, eine hohe «Dosierung» an solchen Beziehungen. Die erfundene Institution macht es sich zum Ziel, möglichst viele, vielfältige und kreative Beziehungen zur Verfügung zu stellen, nicht nur bei der therapeutischen Arbeit, sondern auch in Bereichen wie Kultur, Bildung, Ausbildung und Beruf, wo es auch um ganz materielle Fragen der Existenzsicherung geht. Beziehungen pflegen ist nicht nur Gespräche führen. Die Beziehungen werden im Centro di salute mentale und, in aufsuchender Weise, auf der Strasse, in der Wohnung, im Café, beim Arbeiten, beim Projekteschmieden gepflegt. Es braucht Zuneigung, Einfühlsamkeit und Zeit zum Zuhören, viel Zeit zum Zuhören und eben: verstehen, nicht urteilen, mit einer guten Dosis Zuversicht. Dieser beziehungsorientierte Ansatz entwickelte sich mit den Jahren zur Kunst des Dialogs, die zum Tragen kommt, wenn ein echtes Interesse am Gegenüber besteht, ein Interesse an der Person, nicht an der Diagnose. Auch Macht wird dadurch dialogisch, Zwang löst sich auf.

In der Schweiz haben sich die psychiatrischen Institutionen und die therapeutischen Beziehungsmuster ebenfalls verändert, auch wenn die Anstaltsmauern nicht eingerissen wurden. Was uns Franco Basaglia beigebracht hat, die Beziehungen und die Beziehungszeit zu befreien, sollte uns aber weiterhin beschäftigen.[15]

Nur zu oft sind sie eingeschlossen in immer vollen Agenden, in hermetischen Gesprächszimmern, in starrer Kontrollarbeit. Zeit für authentische Beziehungen gibt es immer zu wenig, vor allem dort eben, wo sie besonders gebraucht wird, nahe am Leben der leidenden Personen, die sich in einer Krisensituation befinden. Das ist eine schwierige Arbeit, aber wir kennen eine Besonderheit schwieriger Arbeiten: Sie werden leichter, je mehr man sie teilt.

Erfahrungen authentischer Beziehungen werden oft dann erzählt, wenn man gemeinsam etwas Besonderes unternommen hat, wenn zum Beispiel die Abteilung in die Ferien fährt. In einer solchen Ausnahmesituation begegnet man sich ganz von selbst als Mensch zu Mensch. Zurück im Klinikalltag lässt das nicht hinterfragte Machtgefälle die Beziehungen schnell wieder verkrusten, und man wird auf althergebrachte Kontrollmechanismen zurückgeworfen. Mariella Mehr fragt sich, ob die alten Zwangspraktiken, die sie erlebt hat, nicht wieder aufblühen könnten, und sie lässt diese Frage offen. Ihr Zweifel wird wohl genährt durch die zu stark nur auf Sicherheit bemühten psychiatrischen Institutionen. Diese Sicherheitskonzepte neigen dazu, die Entscheidungsträger Massnahmen ergreifen zu lassen, die eher dem Schutz der Institution als dem Wohlergehen der Betroffenen dienen. Doch wir wissen, dass das Gegenteil von Unsicherheit nicht Sicherheit, sondern Handlungs- und Beziehungsfähigkeit ist, was Toleranz für offene Situationen miteinschliesst.

Insbesondere die Geschichte der Psychiatrie ist reich an Beispielen, wie sie den Gegenstand ihres Handelns falsch verstanden hat. Deshalb ist es besonders wichtig, dass wir über die Wertungen unseres Tuns im Klaren sind, auch um sich dann ihrer enthalten zu können. Wir wissen nur zu gut, wie uns die Dinge und die Personen durch institutionelle Faktoren als verstellt begegnen.

Wäre es nicht an der Zeit, die psychiatrische Versorgung vermehrt beziehungsorientiert und aufsuchend auszurichten und an einem offenen Behandlungskonzept zu arbeiten, in dem die Türen konsequent offen bleiben, die Isolationszellen grosszügig zu Besenkammern umgenutzt und die Fixierungsgurte für immer auf dem Müll gelandet sind?

Mariella Mehr hat es deutlich ausgesprochen: Dieses Inventar von Isolierungsmassnahmen zeigt, dass man genau dann allein gelassen wird, wenn es einem besonders schlecht geht, obwohl eigentlich in diesem Moment grösste Zuwendung Pflicht wäre. «Daskind versucht, vom Kummer zu leben. Es wird gut daran tun, sich einzurichten, weiss Daskind. Das Leben ist eine nie heilende Wunde, die man sich selbst zugefügt hat.»[16]

Anmerkungen

1 So wurde die von den Anstaltsleitern gemeinsam schriftlich niedergelegte Diagnose genannt. Vgl. Sälzer, Anna-Lena (2010): Sich selbst zum Spieleinsatz machen. Prosatexte Mariella Mehrs zwischen Wahrheits- und Erfahrungsbuch. Inauguraldissertation zur Erlangung des Grades einer Doktorin der Philosophie, Fachbereich II, Sprach-, Literatur- und Medienwissenschaften der Universität Trier, S. 146f. doi.org/10.25353/ubtr-xxxx-8098-b381/, 12. September 2022.

2 Borchardt: Die Freigabe der Vernichtung lebensunwerten Lebens, in: Deutsche Strafrechts-Zeitung 9 (1922), Sp. 206–210. Enthält den Entwurf für ein «Gesetz über die Freigabe der Tötung unheilbar Geistesschwacher». Vgl. Wess, Ludger: Fortschritt durch Vernichtung, Vorläufer und Hintergründe der neuen «Euthanasiedebatte», in: Bruns, Theo; Penselin, Ulla; Sierck, Udo (Hg., 1990): Tödliche Ethik. Beiträge gegen Eugenik und «Euthanasie». Verlag Libertäre Assoziation.

3 Stoddard, Lothrop (1922): The Revolt Against Civilization. The Menace of the Under Man, New York. Deutsch: Der Kulturumsturz. Die Drohung des Untermenschen, München 1925. 2002 neu aufgelegt mit dem Untertitel «Die Drohung von unten». Verlag für ganzheitliche Forschung, Viöl.

4 Meltzer, Ewald (1925): Das Problem der Abkürzung «lebensunwerten» Lebens. C. Marhold, Halle a. S.:

5 Leimgruber, Walter; Meier, Thomas; Sablonier, Roger (1998): Das Hilfswerk für die Kinder der Landstrasse. Historische Studie aufgrund der Akten der Stiftung Pro Juventute im Schweizerischen Bundesarchiv, Bundesarchiv Dossier 9, S. 32ff.

6 Sablonier, Roger (1998): Ein persönliches Schlusswort, in: Leimgruber, Walter; Meier, Thomas; Sablonier, Roger S. 187.

7 Mehr, Mariella (1995): Daskind, in: dies. (2017): Daskind – Brandzauber – Angeklagt (Romantrilogie). Limmat Verlag, Zürich, S. 129.

8 Brodsky, Joseph (1988): Der Zustand, den wir Exil nennen. Aus dem Englischen von Hans Hütt, in: Rowohlt Literaturmagazin Nr. 22. Rowohlt bei Hamburg, S. 160.

9 Hexenkinder (2020). Ein Film von Edwin Beeler. Calypso Film AG.

10 De Leonardis, Ota; Emmenegger, Thomas (2005): Le istituzioni della contraddizione. Rivista Sperimentale di Freniatria, vol. CXXIX, N. 3, S. 13–38.

11 Basaglia, Franco (1968): L'istituzione negata. Einaudi, Turin.

12 Rotelli, Franco (2015): L'istituzione inventata. Almanacco Trieste 1971–2010. Edizioni alpha beta, Meran.

13 Hegel, Georg Wilhelm Friedrich (1999): Enzyklopädie der philosophischen Wissenschaften. Erster Teil. Suhrkamp Verlag, Frankfurt/M., 5. Aufl., S. 204f.

14 Negt, Oskar (2019): Erfahrungsspuren. Steidl Verlag, Göttingen, S. 291.

15 Basaglia, Franco (2018): Conferenze brasiliane. Raffaello Cortina Editore, Mailand, S. 120ff.

16 Mehr, Mariella (1995): Daskind. S. 69.

MARIELLA MEHR, geboren 1947 in Zürich, wuchs in Heimen, bei Pflegeeltern, in Erziehungsanstalten auf und wurde ein Opfer des sogenannten «Hilfswerks für die Kinder der Landstrasse». Die Universität Basel verlieh ihr die Ehrendoktorwürde für ihr publizistisches Engagement für unterdrückte Minderheiten. Zudem erhielt Mariella Mehr den Anna-Göldi-Menschenrechtspreis. Als Schriftstellerin wurde sie unter anderem mit dem Bündner Literaturpreis, dem ProLitteris-Preis und mit dem Anerkennungspreis der Stadt Zürich gewürdigt. Mariella Mehr starb am 5. September 2022.

THOMAS EMMENEGGER, geboren 1953 in Luzern, studierte Medizin in Basel. Weiterbildung in Psychiatrie und Psychotherapie in Triest, Rom, Neapel, Liestal. Langjährige internationale Mental Health Pilotprojekte mit der Triestiner Gruppe. In seinem Beruf ist er immer beides: Arzt und Social Entrepreneur. Gründer von «Olinda», einem Kultur- und Sozialunternehmen, welches das Irrenhaus von Mailand zu einem grossen Stadtteilprojekt umgestaltet und ehemaliger Leitender Arzt an der Kantonalen Psychiatrischen Klinik in Mendrisio, wo er ein offenes Behandlungskonzept mitaufbaute.

Mariella Mehr

WIDERWORTE
Geschichten, Gedichte, Reden, Reportagen

DASKIND –
BRANDZAUBER – ANGEKLAGT
Romantrilogie

«Zwei engagierte, wichtige Bücher in Zeiten postmoderner Beliebigkeit.» *NZZ am Sonntag*

«Die Texte beeindrucken durch ihre radikale Wucht und ihre Suche nach jener Gewalt, die Opfer zu Tätern macht.» *NZZ am Sonntag*

«Gewalt in all ihren Ausprägungen ist das Kernthema von Mariella Mehrs Schreiben, die sie mit einer messerscharfen Sprache beschreibt.» *St. Galler Tagblatt*

«Wie sie mit kleinen, präzisen Verschiebungen, eigenen Schreibweisen von Wörtern und Wendungen dem gängigen Sprachgebrauch unterläuft, das ist hohe Kunst.» *Berner Zeitung*

«Sie setzt sich, weit über das Biografische hinausreichend, mit hohem sprachlichen Können und grosser Gestaltungskraft mit den Erfahrungen einer zerbrochenen Identität und mit der Gewalt als zerstörerische Kraft auseinander.» *Saiten*

Dieses Buch wurde mit finanzieller Unterstützung durch den Förderverein des Limmat Verlags realisiert.

Im Internet
› Informationen zu Autor:innen
› Hinweise auf Veranstaltungen
› Links zu Rezensionen, Podcasts und Fernsehbeiträgen
› Schreiben Sie uns Ihre Meinung zu einem Buch
› Abonnieren Sie unsere Newsletter zu Veranstaltungen und Neuerscheinungen
› Folgen Sie uns

Das *wandelbare Verlagsjahreslogo* auf Seite 1 zeigt Blätter von einheimischen Bäumen, Linoldruck von Laura Jurt, Zürich, laurajurt.ch

Der Limmat Verlag wird vom Bundesamt für Kultur mit einem Strukturbeitrag für die Jahre 2021–2024 unterstützt.

Typografie und Umschlaggestaltung: Trix Krebs
Druck und Bindung: Friedrich Pustet, Regensburg

Erstmals abgedruckt in: «Blickwechsel. Die multikulturelle Schweiz an der Schwelle zum 21. Jahrhundert». Herausgegeben von Simone Prodolliet. Caritas, Luzern 1998.

ISBN 978-3-03926-028-7

www.limmatverlag.ch